L'ASSISTANCE AUX AVEUGLES

EN BOHÊME

Par Ernest VAUGHAN

Directeur de l'Hospice national des Quinze-Vingts.

MELUN

IMPRIMERIE ADMINISTRATIVE

—

1908

L'ASSISTANCE AUX AVEUGLES

EN BOHÊME

Par Ernest VAUGHAN

Directeur de l'Hospice national des Quinze-Vingts.

MELUN

IMPRIMERIE ADMINISTRATIVE

—

1908

L'ASSISTANCE AUX AVEUGLES EN BOHÊME

Il en est de la bienfaisance comme de
l'instruction : il faut quelquefois faire
violence à ceux qui en profitent.

M. NADAULT DE BUFFON

Discours d'ouverture du Congrès de 1878.

J'ai profité des loisirs que me laissait la Commission Internationale de Statistique des Aveugles pour visiter les Établissements qui leur sont consacrés à Prague, et me rendre compte de la situation de ces infortunés en Bohême.

Cette situation n'est pas brillante. Si la statistique qui m'a été fournie est complète, ce dont je doute un peu, les Aveugles sont, proportionnellement, moitié moins nombreux en Bohême qu'en France. On n'en compte, en effet, que 3.295 sur 6.318.697 habitants. Mais de ces 3.295 la dixième partie, à peine, est instruite, secourue ou hospitalisée. Le reste mendie. Je parle des pauvres. Il en est de même dans toute l'Autriche. Les Aveugles n'y jouissent d'aucun privilège, car on ne peut appeler privilège le droit qu'ont les enfants aveugles d'entrer dans les Écoles primaires, Ils n'ont pas de franchise postale partielle comme en France, où les lettres écrites en BRAILLE sont transportées au prix des imprimés. On ne leur accorde aucune réduction sur les tarifs de chemin de fer. Les malheureux doivent donc voyager sans guide, ou, s'ils ont un guide, payer deux places pour une, ou encore — et c'est à quoi ils se résignent la plupart du temps — ne pas voyager du tout, quelque désir, quelque besoin qu'ils en aient.

Seuls, les élèves des Instituts et les hospitalisés, obtiennent pendant les vacances, et sur la demande de leurs Directeurs, un tiers de réduction.

Les Compagnies françaises sont plus généreuses, je me plais à le constater.

Et cependant, en Bohême comme ailleurs, les typhlophiles de bon vouloir ne manquent pas. Mais bon vouloir sans argent — telle la vertu, au dire de RACINE, — n'est qu'une maladie.

Au premier rang de ces typhlophiles je placerai M. le Directeur Émile WAGNER, qui, au Congrès de Hambourg, prit l'initiative de la constitution d'une Statistique générale et internationale des Aveugles. Cette Statistique est sans cesse réclamée par les sommités médicales et pédagogiques. M. Émile WAGNER a su donner un corps tangible, une formule précise à ces vœux plus ou moins nettement exprimés, il convient de l'en féliciter. La Commission présidée par lui a tenu ses séances à l'Institut KLAR.

L'Institut KLAR est le plus riche des quatre Établissements d'Aveugles qui existent à Prague ; mais, comme ces quatre établissements prennent, pour ainsi dire, l'Aveugle à sa naissance et l'assistent jusqu'à sa mort, je les étudierai dans cet ordre et non par rang d'ancienneté ou d'importance.

Notre influence ne dut pas être étrangère à la création du premier de ces établissements : « l'Institut Privé » ouvert en 1808.

J'en trouve l'indice dans cet extrait du Registre des Délibérations de l'administration des Quinze-Vingts :

Séance du 21 février 1807.

L'agent général annonce que M. le Prince DE SCHWARZENBERG, Directeur général des Hospices et Secours publics de l'Empire d'Autriche, ainsi que M. PASTORET dont il était accompagné, en avait prévenu l'agent général. Celui-ci a conduit M. DE SCHWARZENBERG et M. PASTORET, partout où ils ont désiré être conduits, soit à la fabrique de tabac, à la filature de coton et à l'infirmerie. Une séance d'instruction des Aveugles avait été préparée dans la salle ordinaire des exercices. M. DE SCHWARZENBERG a fait aux élèves plusieurs questions, et a témoigné à M. BERTRAND sa satisfaction des réponses qu'il a reçues. Il a ensuite visité les élèves, tant garçons que filles, dans leurs ateliers. Les éloges que MM. DE SCHWARZENBERG et PASTORET, bons juges en cette partie ont bien voulu faire de la tenue de l'Hospice, ont été pour l'agent général la récompense de son zèle à répondre aux vues bienfaisantes de l'administration.

M. Pastoret était membre du Conseil général des Hospices et Secours publics et professeur du droit de la nature et des gens au Collège de France. Valentin Haüy avait été dépossédé de son École, annexée aux Quinze-Vingts, quelques années auparavant ; mais les élèves interrogés, s'ils n'avaient pas tous été instruits par lui, l'avaient été d'après ses méthodes.

École enfantine.

L'École enfantine, placée sous la même Direction que l'Institut Klar et sous le protectorat du Grand-Duc François-Ferdinand, a été créée en 1897 par M. Rodolphe-Maria Klar, petit-fils et digne continuateur du Docteur Aloïs Klar. M. Rodolphe Klar légua, par testament, au « Garten Kinden » une somme de dix mille couronnes, comme fonds de premier établissement.

Il devrait y avoir des Écoles enfantines et même des pouponnières d'Aveugles dans tous les grands centres où les mères auraient la faculté d'amener leurs enfants le matin et de les reprendre le soir. Je ne connais, en France, que l'École Braille, de Saint-Mandé, qui accepte les Aveugles à partir de trois ans. Elle en a actuellement quinze de cet âge.

Dans ses notes sur les Aveugles, M. Maurice de la Sizeranne écrit: « Depuis 40 ans les typhlophiles éclairés demandent que l'enfant aveugle soit admis dans les écoles dès l'âge de 5 ans. Cela a été compris; mais au lieu qu'une ou deux écoles se soient consacrées aux enfants de 5 à 10 ans, ce qui eût été excellent, toutes ont pris deux ou trois de ces enfants qui sont alors un embarras, distraient le personnel, gênent les autres élèves. »

La petite École de Prague est établie en bon air, en pleine verdure, au Hratschine, non loin de la maison mère. Les élèves, admis à 4 ans, y restent jusqu'à 10 ou 12. Si cela ne dépendait que de M. Émile WAGNER, ils y entreraient plus jeunes; malheureusement les ressources ne permettent d'en recueillir gratuitement qu'une quinzaine au maximum. En ce moment, il y en dix : huit garçons et deux filles.

Et, dans ce cadre étroit, les résultats obtenus sont merveilleux. Je suis resté sous le charme du spectacle qui s'offrit à nous à notre entrée dans la modeste maison où sont installés à l'aise dortoirs, réfectoire, cuisine, école et ateliers de ce petit monde.

Il va de soi que la visite étant prévue, on avait procédé à la mise en scène de rigueur; mais ce qui n'était pas truqué c'est la bonne mine, la vigueur, la dextérité et l'intelligence des bambins. Dans l'atelier du rez-de-chaussée trois étaient occupés à raboter et à varloper avec un entrain et une sûreté de geste superbes. On avait plaisir à leur voir enlever les copeaux. Ils allaient, ils allaient d'une telle ardeur qu'il fallut leur toucher l'épaule pour interrompre un instant leur travail et pouvoir causer un peu. Un autre refendait consciencieusement un morceau de bois à l'aide d'une scie, fixée perpendiculairement sur un banc et protégée de façon à ce que le petit ouvrier ne pût se blesser aux dents de l'outil.

Des modèles d'outils et de machines de toutes sortes complètent l'ameublement. Ils sont à la disposition des jeunes apprentis, à qui leur professeur voyant en explique la construction et l'usage.

Au premier, c'est la salle d'étude. Deux marmots prennent une leçon de BRAILLE pendant que deux autres me paraissent apprendre à compter au moyen de cubes munis de chevilles de fer et percés de trous correspondant à ces chevilles. Ceci, pour la solidité des opérations, sans doute.

Les deux petites filles font du filet, du crochet. On les exerce à d'autres menus travaux et aux soins du ménage.

Un garçon de sept ans, précoce virtuose, nous joue sur le piano une étude peu compliquée, néanmoins très gentille. Puis un de ses camarades, à peu près du même âge, se place à son côté et les voilà jouant à quatre mains un morceau plus difficile avec une irréprochable correction.

Des vitrines renferment une multitude de réductions des objets les plus variés : vaisselle, meubles, animaux, plantes, etc., qui servent aux leçons de choses.

Les élèves du « Garten Kinden » se tiennent correctement, sans embarras, ni gaucherie. Ils se lavent, s'habillent, se déshabillent aussi bien que les voyants de leur âge.

Un beau jardin attenant à la maison sert aux récréations.

Ces enfants sortiront de là bien portants au moral comme au physique et préparés à recevoir une instruction supérieure que, je le crains, ils ne trouveront pas aussi complète qu'il serait à désirer à l'Institut Privé de « Loretta Platz ».

En France, nous ne faisons rien de méthodique pour les Aveugles en bas-âge. C'est cependant alors qu'ils sont le plus exposés à contracter des habitudes mauvaises dont aucun effort ne les délivrera plus tard.

« Enfant, écrit le Docteur Truc, de Montpellier, l'Aveugle reste volontiers assis ou couché sur le sol ; souvent débile il se déplace à tâtons et se heurte aux obstacles ; ses yeux sont indifférents, il ne saute guère et ne court jamais. »

Au Congrès de 1878, M. Lavanchy-Clarke disait : « Les Directeurs d'Institutions sont unanimes à reconnaître que les enfants aveugles qu'on leur amène ne savent ni mettre, ni quitter leurs vêtements, parce que les mères, par suite de craintes exagérées, ne laissent à l'enfant aveugle aucune initiative. Elles craignent de le laisser seul livré à lui-même, pour les soins les plus ordinaires de la vie. »

Il y a unanimité sur ce point. L'abbé Gridel, de Nancy n'est ni plus consolant, ni moins affirmatif : « Nous n'ignorons pas, dit-il, que la plupart des enfants aveugles sont très mal élevés dans leur famille. Il nous en arrive qui, à l'âge de 9 à 10 ans, ne savent ni s'habiller, ni manger, ni marcher, ni parler. La mère, occupée de son ménage, laisse le petit Aveugle sur son grabat de crainte d'accident. »

Et il ajoute qu'il serait urgent de remettre aux mères un manuel leur indiquant d'une façon claire les soins à donner aux enfants aveugles.

Au même Congrès le professeur MOLDENHAVER, de Copenhague, constate que, si l'Aveugle n'est pas arraché, dès l'enfance par une occupation quelconque, à l'apathie qui lui est naturelle, il devient facilement un être inutile et malheureux. Puis il donne un plan d'éducation enfantine que l'on couvre d'applaudissements chaleureux, ce qui ne l'empêchera pas de rester lettre morte.

L'Association Valentin HAÜY a récemment fait imprimer la notice suivante, mise à la disposition de qui la demande. Combien peu se donnent cette peine !

CONSEILS AUX MÈRES QUI NE VEULENT PAS QUE LEURS NOUVEAU-NÉS DEVIENNENT AVEUGLES

Les divers recensements ont démontré qu'en France plus d'un tiers des Aveugles (18.000 sur 49.000) doivent leur infirmité à une inflammation des yeux qui survient peu de temps après la naissance et qu'on appelle l'ophthalmie des nouveau-nés. Les causes de cette maladie sont bien connues et peuvent être évitées. Une fois déclarée, la maladie peut être guérie. C'est donc l'ignorance et l'incurie des mères et des personnes chargées de soigner les nouveau-nés qu'il faut prévenir.

1° Soins que doit prendre la mère.

Toute femme, *même bien portante,* qui va devenir mère, *doit,* jusqu'au dernier moment, *s'y préparer* par des soins minutieux de propreté que tout médecin ou sage-femme pourra lui indiquer.

2° Soins à donner à l'enfant.

Aussitôt après la naissance et avant tout autre lavage, il faut nettoyer soigneusement les paupières, le bord des paupières et tout leur voisinage, enlever toutes les mucosités par un lavage à l'eau boriquée au moyen de petits tampons de ouate bien propre ; essuyer ensuite avec la ouate propre et sèche. A chaque toilette de l'enfant, on commencera par les yeux, toujours avec de l'eau boriquée. Les mains de la personne chargée de ces soins doivent être savonnées, lavées et essuyées avec un linge propre avant de toucher l'enfant. *Tout* ce qui approche les yeux de l'enfant doit être absolument *propre.* La ouate qui a servi pour ses yeux doit être brûlée chaque fois. L'eau, les linges, éponges ou tampons *qui ont servi à la mère ne doivent sous aucun prétexte approcher de l'enfant.*

L'air de la chambre sera tenu aussi pur que possible, on n'y fera jamais écher aucun linge.

3° Ce qu'il faut faire quand la maladie est déclarée.

Lorsque les paupières rougissent et enflent, sont collées par leurs bords pendant le sommeil et que les pleurs sont mélangés d'humeur, *il faut courir à l'oculiste ou au médecin ; chaque heure de retard augmente le danger.* En attendant, il faut : toutes les demi-heures, nettoyer les yeux avec des tampons de ouate et de l'eau tiède boriquée ; ouvrir bien les paupières et faire couler l'eau *sur l'œil même* pour entraîner toute l'humeur. On savonnera et lavera ses mains *pour faire ce lavage, et encore après l'avoir fait.* La ouate qui aura lavé et essuyé les yeux sera aussitôt brûlée. Il ne faut ni embrasser l'enfant, ni se servir de quoi que ce soit qui ait été employé pour ses yeux et son visage ; tout l'entourage doit être informé du danger de prendre la maladie.

Ne pas écouter les personnes qui disent que *ce n'est rien* et qu'il n'y a qu'à laver les yeux de l'enfant avec le lait de la mère. Ces conseils sont nuisibles et font perdre un temps précieux en retardant l'emploi des moyens qui peuvent sauver la vue de l'enfant.

Je dois encore signaler l'Avis aux Mères, distribué en Suisse, par les soins de la Société vaudoise de médecine :

AVIS AUX MÈRES QUI NE VEULENT PAS
QUE LEURS ENFANTS DEVIENNENT AVEUGLES

Entre le troisième et le huitième jour après leur naissance, les enfants sont atteints quelquefois d'une grave maladie des yeux, que le public appelle simplement l'*ophtalmie.*

Reconnue et traitée à temps, elle doit toujours être guérie. Ignorée ou négligée, elle peut avoir les conséquences les plus graves. Les paupières restent fermées et gonflées, laissant suinter un pus grisâtre ; au bout de quelques jours (rarement plus de 10), le pus a entamé la cornée de l'œil, laquelle s'ulcère et disparaît. L'œil devient ensuite plus petit et tout blanc : l'enfant est aveugle toute sa vie.

On a calculé qu'en Europe près de la *moitié* des aveugles provient uniquement de cette cause ; actuellement à l'Asile des Aveugles de Lausanne, le *tiers* des jeunes Aveugles a perdu la vue par cette raison. Moyennant un peu d'attention de la part des parents, ils eussent été des voyants aussi bien que d'autres.

Bon nombre de sages-femmes y prennent garde et montrent à temps l'enfant au médecin. Mais il y en a encore quelques-unes qui disent : « Ce ne sera rien », ou : « C'est un coup d'air », et laissent les jours s'écouler. Quand la mère est assez bien pour se lever et qu'elle s'inquiète, elle apprend qu'il est trop tard.

La maladie est facile à reconnaître. Les enfants nouveau-nés n'ont presque pas d'autres maladies aux yeux. Les paupières sont rouges, gonflées, immobiles, et laissent suinter un liquide épais, gris ou jaunâtre, coloré quelquefois par un peu de sang.

Précautions à prendre en attendant le médecin.

Dès que l'enfant est né, il faut nettoyer sa figure et ses yeux avec le plus grand soin et à l'eau tiède, les yeux d'abord.

Deux jours après, si les yeux se gonflent et si les cils sont collés, il faut enlever toute matière avec soin, un chiffon de vieux linge bien propre est préférable à l'éponge. Employer de l'eau tiède, pas trop chaude.

Si la suppuration augmente, il faut prévenir le médecin. En attendant, on lavera exactement toute matière. Pour cela, plongez un morceau de linge bien propre dans de l'eau tiède, et serrez-le à deux centimètres au-dessus des yeux, après avoir doucement écarté les paupières avec le pouce et l'index.

Il n'est pas aussi bon de se servir d'une seringue. Le jet est trop fort pour l'enfant et le liquide peut jaillir contre les yeux des grandes personnes.

Le nettoyage doit être répété aussi souvent que cela est nécessaire, même chaque quart d'heure jour et nuit. Ce qui importe, ce n'est pas la nature du liquide employé, *c'est la précision, la persévérance et l'énergie dans le nettoyage*. La conservation de l'œil ne dépend que du soin avec lequel on a empêché le pus de séjourner derrière les paupières.

Ne tenir sur l'œil ni mouchoir, ni bandage, ce qui retient la sécrétion dans l'œil, ni cataplasme à moins que le médecin ne l'ait prescrit.

L'enfant restera, dans une chambre aérée, et on évitera de l'ensevelir dans des linges ou des duvets dans quelque coin retiré. Il n'y a pas besoin que l'enfant soit dans un endroit sombre. Au contraire, la propreté et la netteté des yeux demandent une lumière modérée dans la chambre. S'il est nécessaire de sortir l'enfant, l'influence de l'air n'est pas à redouter.

L'ophtalmie est contagieuse. Elle se transmet avec certitude si le pus va toucher un autre œil. Il faut donc jeter ou mieux brûler les petits chiffons qui ont servi au nettoyage, et la personne qui a nettoyé se lavera toujours les mains, pour ne pas risquer de porter la maladie à son œil ou de la transmettre à d'autres enfants.

On évitera que les autres enfants s'approchent du nouveau-né malade.

M. J. FREYSSINIER me communique la traduction d'une notice américaine analogue et que publient « Les Annales politiques et littéraires » du 4 octobre 1908. Je crois utile de la reproduire. Il y aura certainement quelque chose de bon à prendre dans chacune de ces instructions en vue de l'adoption d'une formule parfaite et définitive.

POUR DIMINUER LA CÉCITÉ

Causes.

La plupart des cas de cécité sont causés par l'inflammation des yeux, ou ce que l'on appelle un « coup de froid sur les yeux ». La plupart des cas de cécité sont le résultat de la négligence ou de la temporisation de la part des mères ou des nourrices, qui ne font pas attention à ces inflammations ou à « ces coups de froid sur les yeux ». La plupart des cas de cécité pourraient être évités si les mères et les nourrices faisaient ce que nous leur disons ici.

Symptômes.

Chez les bébés. — Quelquefois, pendant les deux premières semaines, les yeux deviennent rouges et rendent une matière jaunâtre, ou des larmes mêlées de cette matière, qui colle les paupières ensemble, ou sèche sur les cils. Les paupières peuvent enfler au point qu'il est impossible de les ouvrir. Cet état est très dangereux et indique que votre bébé sera aveugle si vous n'avez immédiatement recours au médecin. Un sur dix des Aveugles des États-Unis a perdu la vue ainsi. Ils sont Aveugles, parce que leur mère ou leur nourrice les a négligés et n'a pas demandé de secours.

Chez les adultes et les enfants. — L'inflammation des paupières, ou ce que l'on appelle un « coup de froid sur les yeux », commence par la rougeur des yeux, qui sont blessés par la lumière ; du pus, ou une matière corrompue, empoisonnée, coule des yeux, collant les paupières ensemble.

Ce qu'il faut faire.

Si quelqu'un de ces symptômes apparaît aux yeux de votre bébé ou de quelqu'un de votre famille, appelez immédiatement un médecin ou une garde-malade, ou, si vous êtes trop pauvre pour faire venir le médecin, apportez votre enfant à l'un des dispensaires où il sera traité pour rien. N'attendez pas : un délai peut rendre votre enfant aveugle.

Attention !

Les humeurs rejetées sont un poison pour les yeux. Brûlez tous les cotons et linges souillés par elles, et lavez-vous toujours les mains avant de toucher aux yeux.

Pour protéger la famille.

Tout le monde peut attraper une inflammation d'yeux de celui qui en a une, si l'humeur ou le pus des yeux malades touche les siens. Cela arrive par le moyen des doigts, des serviettes, des mouchoirs, des draps de lit, ou n'importe quoi qui a été souillé par les matières rendues par les yeux malades. Pour éviter que les autres membres de la famille ne contractent le mal, ne vous servez que de coton propre pour nettoyer les yeux malades, et brûlez le coton souillé aussitôt que vous vous en êtes servi, ou, si vous ne pouvez acheter du coton, servez-vous de chiffons propres et brûlez-les. Faites bouillir pendant dix minutes toutes les serviettes de toilette, les mouchoirs et le linge de lit souillé par les matières venues des yeux. Savonnez-vous toujours les mains à l'eau chaude après avoir touché les yeux malades ou le pansement. Si un seul œil est malade, ne laissez rien de ce qu'il rend toucher à l'autre œil, sans cela il deviendrait malade aussi.

Quelque chose dans l'œil.

Les fraisils, la poussière, la saleté, des fragments d'acier, etc., causent souvent des inflammations et des ulcères de l'œil qui perdent la vue. Ne laissez personne autre qu'un médecin ôter quelque chose de l'œil.

Ne faites pas.

I. — Ne dites pas : « Ce n'est qu'un coup de froid, cela guérira bien tout seul. » Amenez toujours l'enfant au médecin ou au dispensaire.

II. — N'écoutez pas ceux qui vous disent de laver les yeux de l'enfant avec votre lait, du thé, ou n'importe quel autre remède de bonne femme, parce que vous lui ferez du mal et perdrez du temps.

III. — Ne laissez pas les enfants jouer avec les épingles à chapeaux, des bâtons pointus, des couteaux, des pistolets-joujoux, ou n'importe quoi de pointu qu'ils puissent se mettre dans l'œil.

IV. — Ne laissez pas vos enfants manger des pickles, des olives, boire de la bière, ou manger quoi que ce soit qui puisse nuire à leur santé. La mauvaise santé affaiblit les yeux.

V. — Ne laissez pas une personne ayant les yeux malades se servir de la même serviette de toilette que le reste de la famille.

VI. — Ne vous servez pas de « pierres pour les yeux », de graine de lin, de crin, ou de quoi que ce soit pour ôter quelque chose qui est entré dans l'œil.

VII. — N'attendez pas. Si votre enfant a mal aux yeux, appelez un médecin ou amenez-le au dispensaire.

En Bohême l'Institut Klar distribue à profusion une

notice à la fois préventive et éducative plus complète, par conséquent, que les précédentes.

En voici l'esprit sinon le texte intégral.

PROPHYLAXIE

Laver soigneusement les yeux du nouveau-né et ne pas les toucher avec les doigts ;

Ne pas se servir du même linge pour les deux yeux, pour peu que l'un d'eux présente de l'inflammation ;

Dès que l'inflammation se produit, consulter le médecin ;

L'inflammation chez les nouveau-nés est très fréquente et très dangereuse. Elle exige une intervention médicale immédiate. Sur 100 jeunes Aveugles, 25 le sont devenus parce qu'ils n'ont pas été soignés à temps ;

Ne pas laisser de couteaux, de clous, de fourchettes, d'allumettes à la portée des jeunes enfants ;

Ne pas oublier qu'en cas de variole, de typhus ou de dipthérie la moindre négligence peut entraîner la cécité. On compte 9 cas sur cent provenant de ces maladies :

Élever les enfants faibles, scrofuleux en bon air, les nourrir sainement et abondamment d'œufs, de lait, de viande. La scrofule donne 8 pour cent d'Aveugles.

Les enfants ne doivent pas lire, écrire, coudre, tricoter dans l'ombre. Le travail dans ces conditions amène la myopie et, consécutivement, la cécité.

Ne pas faire porter de lunettes aux enfants sans ordonnance du médecin.

Enfin, à la moindre affection de la vue, appeler le médecin.

Éducation des enfants aveugles.

Les traiter comme s'ils étaient voyants.

Développer leurs muscles, leurs sens et les tenir en activité constante.

Leur donner, dès qu'ils commencent à se servir de leurs mains, des jouets et de menus objets de toutes sortes qu'ils s'habitueront à reconnaître par le toucher.

Stimuler leur ouïe et leur esprit par des contes et des chants.

Leur apprendre à marcher comme s'ils étaient voyants et au même âge.

Ne pas les laisser seuls, les habituer à marcher dans la chambre, dehors, en se guidant par le toucher.

Leur apprendre à s'habiller et se déshabiller seuls, à se laver, se peigner, mettre leurs vêtements en ordre, à manger proprement en

tenant comme il faut couteau, cuiller et fourchette. L'enfant aveugle
le peut aussi bien que le voyant; le tout est de l'y accoutumer.

Avoir soin de la propreté de l'enfant qui, ne voyant pas ce que font
les autres, ne peut être instruit que par la parole.

Éviter que l'enfant se tienne mal, fasse des grimaces, balance les bras,
marche de travers, etc. Tout cela est facile à corriger en s'y prenant tôt.
Le mauvais pli une fois pris, rien, pas même l'école, ne le fera perdre.

L'enfant aveugle doit jouer, se promener le plus souvent possible,
avec l'enfant voyant.

Lui choisir des jouets susceptibles de développer en lui le toucher et
l'ouïe : poupées, harmonicas, etc...

Lui donner la perception de ce qui se passe autour de lui en lui
expliquant l'utilité des objets qui le touchent : chaises, tables, etc. et en
les lui faisant reconnaître au toucher.

Lui donner très jeune la notion de l'espace par la comparaison des
distances, soit en marchant, soit en touchant.

L'habituer le plus tôt possible aux travaux domestiques. Lui apprendre
à déplumer, à éplucher, à décortiquer; à nettoyer les meubles ; à laver
la vaisselle ; à moudre le café ; à cueillir des fruits au jardin ; à donner à
manger aux poules, pigeons, chiens et chats, etc...

Lui faire faire de petits travaux faciles, filet, tricot, etc.

Lui parler très souvent. Éviter avec soin toute allusion libre, tout mot
susceptible d'éveiller de vicieux instincts.

Ne jamais le plaindre. Le rendre, au contraire, courageux et satisfait
de son sort.

Exercer sa mémoire en lui faisant apprendre par cœur proverbes,
poésies, petits contes, ce qui est un plaisir pour lui.

Maintes fois la diffusion de conseils analogues a été préco-
nisée, et les meilleures résolutions ont été prises ; mais, presque
toujours et presque partout, on s'en est tenu à l'intention.
Intention de celles dont est pavé l'enfer qu'est la vie des
pauvres Aveugles.

Ces instructions pour être efficaces, devraient être distri-
buées par les soins de l'administration, accompagner les
livrets de mariage, faire l'objet de conférences. On prend
garde au péril à force de l'entendre signaler.

L'installation d'écoles enfantines, de pouponnières, serait
peu coûteuse partout où se trouvent des institutions consacrées à l'éducation des Aveugles. L'internat rendrait de grands
services.

La Société est responsable de tous les maux qu'elle laisse

se développer pouvant les empêcher, dit CHANNING. Le premier de ses devoirs est de prévenir la cécité, le second d'armer l'Aveugle, le plus efficacement possible, pour le combat de la vie, plus dur pour lui que pour tout autre.

L'Aveugle n'est pas un infirme dans l'acception ordinaire du mot. Il est apte à recevoir la même culture que le clairvoyant et à en tirer le même profit. S'il est privé de sensations visuelles et des idées qu'elles font naître. il est moins distrait et plus capable d'attention soutenue. La privation de la vue est en grande partie compensée en lui par le développement de la mémoire, de l'ouïe et du toucher. Mais, si vous lui faites perdre ses premières années sans commencer son éducation, vous le mettez en état d'infériorité et lui constituez un retard que jamais il ne rattrapera.

Tous les docteurs qui se sont occupés de la psychologie de l'Aveugle ont conclu à son égalité intellectuelle avec le clairvoyant, seulement cette égalité ne peut exister qu'à la condition de soumettre l'un et l'autre aux mêmes règles générales. Si, dans une école quelconque, vous ne faites apprendre à un clairvoyant que la musique il aura de tout le reste une idée insuffisante. Appliquons-nous à former des cerveaux encyclopédiques et poussons-les dans une spécialité quand la vocation se manifeste. Cela est bon pour les voyants comme pour les Aveugles. Ceux-ci ont plus de difficultés à surmonter pour se rendre compte des phénomènes de la vie; on doit donc les leur expliquer le plus tôt possible, alors que la cervelle est le plus malléable et que les impressions s'y gravent plus facilement et plus profondément.

INSTITUT PRIVÉ
POUR L'INSTRUCTION DES AVEUGLES

L'Institut Privé pour l'Instruction des Aveugles est situé « Loretta Platz ». Les enfants y sont admis à 8 ans; c'est-à-dire à l'époque où ils peuvent sortir de l'École Enfantine. On les garde jusqu'à 14 ans âge auquel on les admet à l'Institut professionnel KLAR.

Au commencement du siècle dernier les Pragois avaient réalisé, par soucription, une somme de 108.249 florins pour la construction d'un pont sur la Moldau. L'idée de cette construction fut abandonnée. Le Comte Joseph DE WALLIS, Président de la Régence de Bohême engagea les souscripteurs à consacrer les fonds recueillis à une œuvre humanitaire, et, ayant obtenu leur assentiment, forma un Comité d'études dont firent partie notamment, le Docteur Aloïs KLAR et le Professeur de statistique MADER. Celui-ci qui avait failli perdre la vue et compatissait plus particulièrement au malheur des pauvres Aveugles proposa de leur créer une école. Le Prince DE SCHWARZENBERG, Directeur des Hospices et des Secours publics d'Autriche avait pu apprécier les résultats obtenus en France par la méthode de Valentin HAUY. L'idée fut adoptée et le Docteur Aloïs KLAR rédigea les statuts de la future Institution. L'Empereur donna l'Hôtel de Loretta Platz où les services s'installèrent et l'École ouvrit ses portes en octobre 1808.

Le programme des études, très sommaire au point de vue littéraire et scientifique, portait particulièrement sur la morale religieuse et comprenait aussi les travaux manuels accessibles aux jeunes Aveugles: tricotage, filage, vannerie, brosserie, cartonnage, etc.

Il y avait au début 4 élèves, tous garçons. En 1812, les filles furent admises.

L'éducation musicale, confiée aux professeurs du Conservatoire national de Prague, produisit quelques bons artistes, entre autres Joseph PROKSCH qui fut célèbre en son temps.

L'établissement subit des fortunes diverses. Depuis sa fondation on y avait adjoint une Clinique Ophtalmologique embryonnaire qui fut considérablement augmentée vers 1825. Elle contenait alors 16 lits. Mais bientôt on l'incorpora à la Clinique Impériale de l'Hôpital de Prague.

Le corps enseignant était composé d'un aumônier catholique qui recevait 100 florins par an et donnait, aidé d'un suppléant, l'instruction religieuse; d'un professeur ayant aussi son suppléant; d'une maîtresse de travaux ménagers et de plusieurs maîtres de travaux manuels.

Les dotations de l'Empereur et de l'État de Bohême, le produit des concerts payants, ne suffisaient pas à l'équilibre du budget, d'où une insuffisance déplorable de matériel scolaire. Les professeurs fabriquaient eux-mêmes tant bien que mal, et plutôt mal que bien, leurs cartes en relief, faute d'argent pour en acheter.

Vers 1857 les dons affluèrent. La Diète, en 1867, accorda une subvention anuelle de 2.000 florins qui fut portée à 6.800 couronnes en 1894, et à cette somme vint s'ajouter une annuité de 6.000 couronnes prélevées sur le fonds des orphelins. Il y avait alors 30 élèves.

La Direction de l'Institut resta laïque jusqu'en 1839, époque à laquelle les religieuses furent autorisées à s'établir en Bohême, où elles fondèrent immédiatement une maison-mère.

En 1906 le nombre des élèves était de 83; il est aujourd'hui de 103, dont 65 garçons et 38 filles. Le jour de ma visite, l'école était vide. Les pensionnaires étaient encore en vacances à la campagne. On procédait au grand nettoyage annuel. Je pus constater que les enfants ne devaient manquer de rien, matériellement; mais qu'il en pouvait ne pas être de même intellectuellement, à en juger par les salles d'études et leur rudimentaire mobilier. L'Institut Privé est géré par sept religieuses : deux sœurs-maîtresses dont une pour les travaux manuels, quelques servantes et un domestique. J'ai entendu dire beaucoup de bien du dévouement de ce personnel, un peu moins de sa capacité éducatrice. Les dortoirs, la cuisine, les salles sont entretenus dans un état parfait de propreté. On fait là, en somme, beaucoup de religion, beaucoup de musique, un peu d'enseignement primaire et presque pas d'apprentissage manuel.

Les dons des particuliers, depuis l'origine, s'élèvent à 166,505 couronnes ce qui, joint au capital de fondation et aux subventions officielles assure, assez largement, la vie de l'Institution.

INSTITUT KLAR POUR LES AVEUGLES

De l'École primaire — trop primaire — qu'est en réalité l'Institut Privé de « Loretta Platz » les enfants vont à l'Institut KLAR où, tout en parachevant leur instruction, ils apprennent des métiers manuels qui devront les mettre à même de gagner tout ou partie de leur subsistance.

L'Institut KLAR, admirablement dirigé par M. Émile WAGNER ne laisse pas grand chose à désirer sous le rapport de l'installation. On y entre de 14 à 16 ans et l'on en sort une fois l'apprentissage terminé. Certains Aveugles sont gardés jusqu'à 30 et 35 ans. On y apprend la vannerie, la brosserie, le nattage, le tricotage et le crochet. Plusieurs jeunes filles font le tricot sur métier mécanique ; mais, de l'aveu même des professeurs, il serait préférable qu'elles le fissent à la main, car, sorties de la maison, elles n'auront pas de machine à leur disposition.

Les objets fabriqués sont parfaits. L'établissement les vend au tarif des clairvoyants, aussi laissent-ils chaque année à peine une maigre somme de 5 à 6.000 couronnes à répartir, mois par mois, entre la centaine de travailleurs ayant coopéré à la production.

Les ouvriers sortis de l'Institut ne sont pas abandonnés. On leur procure de l'ouvrage et on leur vend les matières premières au prix coûtant ; mais aucun n'est capable de rivaliser avec les voyants et il leur faut, pour vivre, d'autres ressources que leur salaire.

L'établissement possède une imprimerie comprenant une machine à stéréotyper avec laquelle on trace le caractère BRAILLE sur une mince feuille métallique, et une presse à levier pour l'impression en relief de ces caractères sur le papier.

Une imprimerie de mon système, coûtant moins cher, rendrait plus de services. Le Directeur Émile WAGNER avait bien vu mes presses à l'Exposition de Hambourg ; mais, préoccupé qu'il était de la création d'une Commission de Statistique internationale, il ne les avait pas, m'a-t-il dit, examinées avec assez d'attention.

Les ateliers actuels sont vastes et suffisamment aérés. On est en train d'en installer d'autres qui seront magnifiques, dans un bâtiment, pris sur les jardins de l'Institut et faisant comme celui-ci bordure à une large voie. La façade du nouvel édifice est très ornée ; mais les dispositions intérieures n'en souffrent pas. Il comprend, outre les ateliers et les magasins, l'appartement du Directeur, une belle chapelle, une luxueuse salle des fêtes et une grande piscine. La salle des fêtes sera louée aux particuliers ou aux sociétés qui voudront y organiser des bals, des concerts ou des représentations théâtrales. La piscine sera, elle aussi, ouverte au public payant. Cet accroissement fort légitime des revenus de l'Institut lui permettra d'étendre son action bienfaisante à un plus grand nombre d'infortunes.

Les cuisines sont tenues par des femmes avec une propreté méticuleuse. La nourriture cuite au charbon, comme aux Quinze-Vingts, est appétissante. Tout le monde d'ailleurs se porte à merveille : il est vrai que, pour être admis, il faut produire un certificat de médecin constatant que l'on n'est atteint d'aucune affection organique sérieuse. Les chambres et dortoirs sont largement éclairés et aérés. Les lavabos distribuent eau chaude et eau froide. En un mot, rien n'est épargné pour donner aux pensionnaires le confort désirable.

La bibliothèque n'est pas nombreuse. On n'a pas grand temps de lire, il est vrai. Elle comprend 773 volumes en tchèque et en allemand, écrits en BRAILLE par les dames charitables — en exemplaire unique par conséquent — et, cela est inévitable, d'une correction de texte douteuse. Le service que rendent les dames typhlophiles, en Bohême comme en France, n'est pas proportionné au mal qu'elles se donnent. Ici encore, mes presses portatives trouveraient leur emploi. Je me fais un peu de réclame et j'en demande humblement pardon; mais sans contrition bien sincère. Depuis quatre ans je montre mes appareils et en démontre le système à tous ceux qui se donnent la peine de venir les voir. J'ai fait à leur sujet une conférence de deux heures à l'association Valentin Haüy. On me dira que le temps ne fait rien à l'affaire; mais ce qui est certain c'est que pas une objection sérieuse n'a été soulevée, que tout le monde s'est déclaré satisfait et.... que je n'en suis pas plus avancé. Peut-être certains, me jugent-ils trop nouveau venu dans le bataillon typhlophilique. Les vétérans admettent malaisément qu'une recrue trouve de prime saut une chose toute simple à laquelle ils n'ont pas songé. Il leur faudra bien tout de même se faire une raison et se résigner à accepter ma modeste contribution.

Indépendammemt de l'apprentissage professionnel on donne aux élèves des leçons de lecture et d'écriture en Braille dont la plupart ont encore grand besoin à leur sortie de l'Institut Privé, On leur enseigne la géographie et, pour rendre leur éducation pratique et leur former le style, on les exerce à la correspondance de commerce et de famille.

La dactylographie, essayée à un certain moment, a été abandonnée.

La musique instrumentale, le chant et la gymnastique complètent le programme.

Le personnel enseignant se compose d'un professeur de littérature, aveugle ; d'une institutrice aveugle ; de deux professeurs de musique dont un voyant ; d'un professeur de chant voyant ; de deux institutrices voyantes pour les divers travaux de femme ; de trois maîtres-brossiers, vanniers, nattiers voyants et d'un aumônier qui donne l'instruction religieuse et dit la messe tous les jours.

Le Directeur, M. Émile WAGNER, est intelligemment secondé par Mme Mila GOLSTEIN, dont je ne sais pas au juste le titre, mais qui est à l'Institut KLAR, ce qu'est aux Quinze-Vingts notre Surveillante générale.

On ne compte donc que trois instituteurs aveugles sur douze. La proportion est suffisante. Qu'il y ait eu, qu'il y ait encore des professeurs aveugles excellents : BRAILLE, par exemple et des contemporains que je ne nomme pas par égard pour leur modestie et aussi pour ne pas avoir l'air de jeter le discrédit sur les autres, cela n'est pas douteux. Mais, sans aller aussi loin que certains pédagogues qui posent en principe que le professeur aveugle le plus capable sera toujours inférieur au professeur voyant le plus médiocre, je pense qu'à intelligence et capacités égales le professeur voyant est préférable au professeur aveugle.

Je sais les raisons fournies pour et contre. Le maître aveugle saura mieux se faire comprendre de ses jeunes congénères ; sa terminologie sera naturellement expurgée des locutions incompréhensibles pour qui ne voit pas ; mais le maître voyant, s'il a le feu sacré, s'il a conscience de ce que sa tâche a de généreux et de délicat, s'assimilera vite cette terminologie spéciale et, par la vue, par la lecture directe, par la facilité plus grande d'avoir accès partout, se tiendra mieux au courant des progrès incessamment réalisés dans les sciences, les lettres et les arts que ne le fera jamais le professeur aveugle le plus intelligent. Une chose incontestable, c'est que la surveillance ne peut-être exercée que par des clairvoyants.

J'ai dit que les ouvriers sortis de l'Institut KLAR ne parvenaient à gagner leur vie que partiellement. Ils n'ont, sous ce rapport, rien à envier aux Aveugles français. Cela tient à la mauvaise organisation du travail.

Il est des travaux que l'Aveugle peut exécuter aussi bien,

parfois mieux que le clairvoyant : ceux où le tact a plus de part que la vue. Il faut le spécialiser dans ces travaux là. La devise: « Tout pour l'Aveugle et par l'Aveugle » est néfaste. Le bon atelier de travail en commun, à créer, est l'atelier mixte où, pour le même objet, les parties pouvant être faites à égalité seront réservées aux Aveugles et les autres confiées aux clairvoyants.

L'Aveugle ne doit ni aller chercher son travail ni le reporter. Le transport des produits est un des facteurs de leur prix de revient. Or, l'Aveugle, outre qu'il va moins vite que le clairvoyant, est accompagné par un guide qu'il paie.

Si l'on entreprend une industrie, il faut faire tout ce qui la concerne. Le client ne consentira jamais à vous donner ce qui vous convient et à garder le reste pour d'autres. Dans le rempaillage et le cannage des chaises, par exemple, les Aveugles feront excellemment le travail neuf, mais seront de déplorables réparateurs, incapables de réassortir les couleurs et les dessins et de juger rapidement de la réparation à exécuter. Dans la matelasserie, dans la brosserie, dans la vannerie, dans tous les métiers, en un mot, il en est à peu près de même.

La division du travail est de règle chez les producteurs voyants qui, de plus en plus se spécialisent, et n'obtiennent des gains suffisants qu'à cette condition. Je ne vois pas pourquoi les Aveugles, soumis aux mêmes lois, n'obtiendraient pas les mêmes avantages.

Aux ateliers de Marseille tout le monde, comptable compris, le Directeur excepté, est Aveugle. La conséquence de cette absurdité est que le gain de chacun est dérisoire.

L'Institut KLAR a été fondé en 1832, par Aloïs KLAR qui avait puissamment aidé à la création de l'Institut Privé dont il eut la Direction un instant, mais qu'il abandonna, se trouvant impuissant à lui donner l'impulsion nécessaire. L'établissement, si prospère aujourd'hui, eut les débuts les plus modestes. Le capital initial, fourni en grande partie par Aloïs

Klar, qui consacrait à son œuvre humanitaire, non seulement son activité et son vaste savoir, mais aussi toutes ses ressources, fut de 15.303 florins. Le local était loué. Le personnel se composait d'un professeur et d'une femme de service. Il n'y eut d'abord que cinq élèves garçons. En 1842 ce nombre avait quintuplé, il était de 15 garçons et de 10 filles. Les dotations et les dons des particuliers affluèrent grâce à l'inlassable activité du fondateur. En 1908 le capital est de 1.668.571 couronnes et de 94 fondations de bourses, de 900 couronnes chacune. C'est ce que coûte l'entretien d'un élève. Le nombre des élèves était, lors de ma visite, de 38 garçons et de 45 filles.

Les statuts recommandent de donner aux pensionnaires bonne nourriture, bon logis, vêtements appropriés aux saisons, assistance médicale, instruction religieuse. L'instruction musicale, donnée aux quelques sujets les mieux doués seulement, est surtout destinée à « rehausser l'éclat de la messe ».

Les élèves sont recrutés d'abord parmi les indigents de la Bohême et, s'il y a des bourses vacantes, parmi ceux des autres provinces autrichiennes.

ASILE FRANÇOIS-JOSEPH

L'Asile des Aveugles adultes incapables de subvenir à leurs besoins par leurs ressources personnelles ou par leur travail est situé à Smichow, dans une des parties les plus élevées et les plus saines des faubourgs de Prague.

Il a été fondé, le 2 février 1893, par la Caisse d'Épargne de la Bohême à l'occasion du jubilé de l'Empereur François-Joseph.

Le bâtiment principal, composé de deux ailes identiquement semblables, l'une réservée aux hommes, l'autre aux femmes est construit au milieu d'un grand jardin dans les conditions d'hygiène les meilleures.

Le capital fixe de l'établissement est de 1.512.432 couronnes. La Caisse d'Épargne supplée à l'insuffisance de revenu.

Au 31 décembre 1906, le nombre des hospitalisés était de 121, il était de 124 à fin décembre 1907 : 59 hommes et 65 femmes.

Les recettes en 1907 s'élevèrent à 78.540 couronnes et les dépenses à 77.532.

Il y avait, lors de ma visite, 56 hommes dont 4 pensionnaires payant 2 couronnes par jour, et 64 femmes.

Les constructions, soigneusement entretenues, sont et seront de longues années encore à l'état de neuf.

Les dortoirs sont très grands et très aérés. A chaque lit de fer est placé un porte-manteau à plusieurs branches pour le linge et les vêtements. Chaque Aveugle dispose d'une armoire fermant à clef. Les lavabos très confortablement installés sont à eau chaude et à eau froide.

Les réfectoires, parquetés en sapin, et chaque jour lavés, sont meublés de tables recouvertes de zinc où huit personnes peuvent s'asseoir à l'aise.

La cuisine, très claire et très haute, est admirablement tenue par des femmes.

Dans les couloirs sont disposés des crachoirs, dont les Aveugles se servent ! — et de corbeilles pour les papiers, — dont ils se servent également, ce qui m'a légèrement surpris.

Le chauffage, égal partout, est central, à vapeur d'eau et distribué par les radiateurs placés jusque dans les couloirs et les escaliers. Les croisées sont à double fenêtre, comme dans la plupart des maisons pragoises. Des mains-courantes en fer peint, appliquées au long des escaliers et les corridors, assurent la propreté des murailles; mais ont, je crois, le désavantage de donner à l'Aveugle moins de confiance en lui-même et de rendre sa marche au dehors plus hésitante.

La chapelle est à cheval sur les deux ailes du bâtiment, de façon à ce que les hommes et les femmes y entrent parallèlement par deux portes s'ouvrant sur leurs quartiers respectifs.

Les hommes disposent d'un fumoir, où cinq d'entre eux

savouraient consciencieusement et silencieusement leur pipe de porcelaine, à côté des crachoirs hygiéniques placés à leur portée sur les tables.

Une salle de jeux, ou plutôt de musique, contient un orgue mécanique, un piano à queue, un harmonium, un piano droit, tenu à notre entrée par un Aveugle épileptique qui jouait fort bien.

Au milieu de la pièce un tailleur, Aveugle bien entendu, coupe et coud avec une sûreté et une vitesse surprenantes. Il rogne, gratte la poussière des doublures avec un canif — ce n'est pas dans le neuf qu'il opère — et pas un brin de fil, un lambeau d'étoffe ne traîne autour de lui. Tous les déchets sont jetés dans la corbeille destinée à les recevoir.

Le cas n'est pas rare. Nous avons aux Quinze-Vingts un menuisier aussi habile. Il va sans dire qu'il ne s'agit pas d'Aveugles de naissance.

J'ai vu encore une salle de conversation et de lecture meublée de tables, de sièges et d'un piano à queue. Hommes et femmes s'y rencontrent et y causent sous les yeux d'une surveillante.

Il n'y a pas d'âge d'admission. On choisit cependant les indigents les plus vieux. Les hommes, proprement tenus, n'ont pas d'uniforme. Les femmes sont vêtues de robes de toile très seyantes à petites rayures blanches et bleues.

Les pensionnaires, qui peuvent et veulent s'employer au lavage et à divers travaux ménagers, reçoivent du tabac et de la bière à titre de gratification.

Les pensionnaires ont l'apparence de la santé; mais ils ne m'ont pas semblé, à l'exception de quelques femmes, avoir celle de la bonne humeur. Cela tient-il au caractère de leur race ? Peut-être. Je l'attribuerais plutôt au système d'hospitalisation auquel ils sont soumis. Ils ne manquent de rien, matériellement; mais ils ne jouissent ni de leur liberté ni de la vie familiale. Leur nourriture est bonne; mais elle doit convenir à tous les goûts et à tous les appétits. S'ils ont quelque part femme, enfants ou parents aimés, ils ne peuvent entretenir avec eux que de rares correspondances. Pourquoi aussi ont-ils perdu la vue ? Il y a là des hommes et des femmes de quarante ans à peine, dans la force de l'âge, condamnés, sans que leur volonté y soit pour rien, à un célibat perpétuel. Voilà qui est véritablement et vilainement archaïque, Voilà qui rappelle le couvent et les vœux contre nature abolis chez nous par la Révolution et que l'on semble vouloir rétablir pour les malheureux Aveugles. Le genre d'hospitalisation des Quinze-Vingts cause l'admiration de tous les étrangers à qui l'on en parle. Tous voudraient que des Institutions semblables fussent établies dans leur pays et il est vraiment incroyable que des législateurs républicains, des humanitaires dont la sincérité n'est pas douteuse, méconnaissent les incontestables bienfaits de cette hospitalisation familiale et en réclament l'abolition au nom de l'égalité. Égalité dans la misère ; car, alors même qu'on enlèverait aux Quinze-Vingts, contre tout droit et toute justice, leur patrimoine tant de fois séculaire, pour le répartir entre les 30.000 Aveugles indigents de France, je ne sais trop s'il suffirait aux frais de distribution.

M. le Député Jeanneney, dans son rapport sur le budget du Ministère de l'Intérieur s'exprime ainsi :

« Certes nous ne méconnaissons pas les bienfaits de l'hospitalisation ainsi pratiquée et nous avons constaté nous-même, lors de notre visite de l'Établissement qu'elle allège sensiblement, pour les malheureux qui sont là, le poids de leur infirmité. Mais nous ne pouvons manquer de constater, avec nos prédécesseurs, que l'assistance aux Aveugles ainsi comprise est d'un véritable archaïsme. Nous n'allons pas jusqu'à dire, avec notre distingué collègue M. Clementel, qu'elle est « une institution du moyen-âge oubliée dans Paris » mais il est sûr qu'elle n'est point une institution digne de notre temps. »

C'est notre temps qui n'est pas digne d'elle.

On demande l'abolition des Quinze-Vingts depuis tantôt

deux siècles, j'espère qu'on la demandera pendant des siècles encore. J'ose même espérer que, finissant par se rendre à la raison, les philanthropes officiels généraliseront à tous les asiles de pauvres gens, à qui l'on n'eut jamais à reprocher que leur pauvreté, l'hospitalisation archaïque qui se pratique aux Quinze-Vingts. Tout ce qui est archaïque n'est pas fatalement mauvais, il est archaïque de manger, de boire, de dormir, de vivre.

Au Congrès de l'Exposition de 1878, M. LAVANCHY-CLARK organisateur de ce Congrès donna lecture d'une lettre écrite par un Aveugle, M. DUCY :

« Il n'est malheureusement que trop vrai, que souvent un certain nombre d'honnêtes artisans perdent la vue, soit par maladie, soit par les inconvénients de leur profession.

« Que font alors ces pauvres ouvriers pour se nourrir, eux et leurs familles éplorées ? Ils vont, avec des larmes dans la voix, tendre une timide main à la compassion publique, mendicité qui affecte péniblement celui qui donne et humilie celui qui reçoit, car beaucoup de ces malheureux travailleurs ont conservé leur fierté et leur dignité d'homme.

« Pour mettre fin à ces scènes journalières et toujours déchirantes que faut-il donc ? Élever des maisons semblables à la maison des Quinze-Vingts de Paris, où ils seront libres, libres comme chez eux.

« Une seule maison des Quinze-Vingts pour la nation ne pourra jamais suffire à tant d'infortunes. »

La statistique générale dressée par le Docteur TROUSSEAU dans sa magistrale Étude sur la Cécité en France, publiée en 1902, et portant sur 3.763 Aveugles indique 760 enfants, 2.554 adultes et 449 vieillards. La plupart des Aveugles peuvent donc se trouver dans le cas cité par M. DUCY. Cet employé, cet ouvrier, cet artiste tombé, tout à coup, dans la plus affreuse détresse comment lui viendra-t-on en aide ? Par des secours à domicile ? Il faudra lui donner de quoi le faire vivre et faire vivre ceux des siens incapables de se suffire à eux-mêmes. L'hospitalisera-t-on dans un Asile de mendicité, avec dortoir et réfectoire communs? Il faudra le séparer de sa femme, de ses enfants, de tout ce qu'il aime. Sa déchéance d'homme et de père de famille sera complète et bien faite pour le pousser au désespoir. On abrègera ses jours. Et de quel droit? « Pour être justes, les lois de la société ne doivent jamais aller contre celles de la nature. » Aux Quinze-Vingts, ou dans tout autre établissement similaire, il pourra ressentir encore la joie de vivre.

Il suffit d'interroger nos pensionnaires, de rester quelques jours parmi eux pour s'en convaincre. Le grand malheur est qu'on juge toutes ces choses de loin, sans voir ni entendre les intéressés, et qu'on soumet à un plan uniforme, rectiligne tous les établissements de prétendue assistance: hôpitaux, asiles, dépôts ou prisons.

Les Quinze-Vingts et leur Clinique ophtalmologique sont, heureusement, au-dessus de toute atteinte. Leur patrimoine a une destination précise dont nul n'a le droit de le détourner.

Le Conseil supérieur de l'Assistance publique, dans sa séance du 19 décembre 1907, a déclaré « qu'il y avait lieu de supprimer l'hospitalisation spéciale des Quinze-Vingts, dans la mesure compatible avec le maintien du principe de l'Institution ».

Or, le principe de l'Institution est cette hospitalisation spéciale — cette hospitalisation familiale — qu'il faut non pas abolir, mais généraliser.

Ernest VAUGHAN.

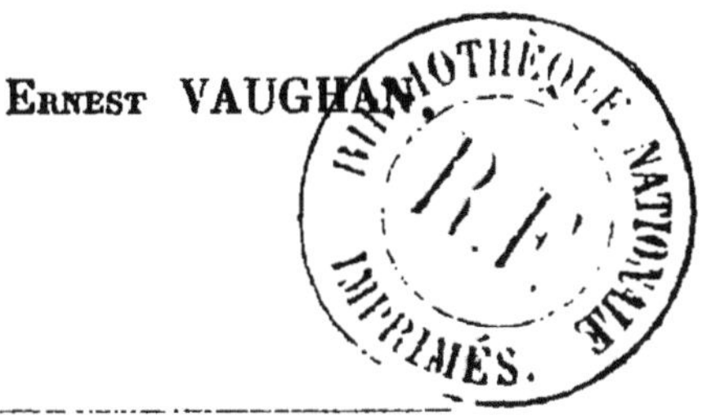
